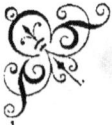
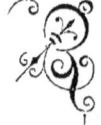

LA

FIÈVRE TYPHOIDE

AUX CHAPRAIS

PAR LE DOCTEUR PERRON

BESANÇON

IMPRIMERIE ET LITHOGRAPHIE DE PAUL JACQUIN

Grande-Rue, 14, à la Vieille-Intendance

—

1890

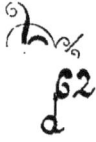
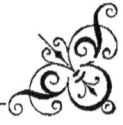

LA

FIÈVRE TYPHOIDE

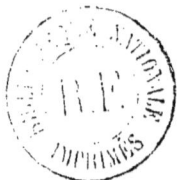

AUX CHAPRAIS

PAR LE DOCTEUR PERRON

BESANÇON

IMPRIMERIE ET LITHOGRAPHIE DE PAUL JACQUIN

Grande-Rue, 14, à la Vieille-Intendance

1890

FIÈVRE TYPHOIDE AUX CHAPRAIS

Aperçu topographique.

Les Chaprais, qui n'étaient qu'un petit faubourg de Besançon il y a cinquante ans, forment aujourd'hui une ville nouvelle annexée à l'ancienne. Toutefois ils ne sont pas, comme la métropole, situés au fond d'un trou et enfermés dans une enceinte de murailles où il semble que l'air puisse difficilement circuler. L'emplacement en est, au contraire, bien dégagé et à découvert, légèrement déclive du nord au sud, et il a pour sous-sol un terrain de calcaire jurassique d'une grande épaisseur, peu compact et très perméable.

Pour rencontrer dans un sous-sol pareil une nappe d'eau souterraine, il faudrait creuser à une énorme profondeur. Par conséquent les caves n'y sont pas, comme à Besançon, inondées et malsaines, au moins dans les quartiers où l'épidémie dont nous allons parler s'est déclarée.

Les maisons des Chaprais, quoi qu'on ait dit, sont bien construites, assez bien entretenues, espacées entre elles et généralement contiguës à de grands jardins.

Les rues y sont propres et bien tenues ; l'écoulement des eaux s'y fait facilement, et l'enlèvement des immondices et des balayures a lieu régulièrement tous les matins.

Un égout a été pratiqué, il y a six ou sept ans, dans toute la longueur de la rue de Belfort et de la rue des Chaprais. Mais outre que cet égout aurait une pente insuffisante dans la première de ces rues, on prétend qu'il pourrait être une cause d'infection, à cause des liquides de fosses d'aisances qui y sont déversés en fraude.

Nous devions mentionner ce fait, sur lequel, du reste, nous reviendrons.

La rue des Chaprais seule est pavée et pourvue de trottoirs d'asphalte. Toutes les autres ont une chaussée simplement empierrée, avec ou sans accotements pour les piétons.

C'est dire qu'à tous les points de vue les conditions de salubrité des Chaprais paraissent irréprochables.

D'ailleurs une pratique déjà ancienne nous a montré que, sous le rapport sanitaire, le pays ne laisse rien à désirer. Dans une période de plus de trente-cinq ans, nous n'y avons jamais observé une seule épidémie de fièvres continues.

Cependant, depuis trois ou quatre années, notre faubourg a été partiellement le théâtre de nombreux cas d'affections plus ou moins typhoïdiques. Et en ce moment [1], il est encore en proie à une véritable infection putride dont nous allons rechercher les causes.

* *

Les Chaprais sont divisés par la voie ferrée, qui forme la limite de l'octroi municipal, en deux sections.

L'une, qui est excentrique, est encore soumise à un régime de banlieue [2].

---

(1) Ce mémoire a été lu en séance de la Société de Médecine de Besançon, le 12 juillet 1889.
(2) Elle est teintée en *jaune* sur le plan.

L'autre, qui forme la ville ouverte dont nous parlons en commençant, la ville *extra muros*, a été, il y a douze ans, assimilée à la ville *intra muros* sous le rapport des charges fiscales, et elle reçoit peu à peu les embellissements ou les améliorations d'édilité et de voirie (1).

Les deux sections des Chaprais, ville et banlieue, sont d'ailleurs dans des conditions d'hygiène absolument identiques ; les occupations professionnelles, aussi bien que les habitudes de régime et d'hygiène générale, y sont les mêmes. On ne voit pas que Bregille ou les Cras soient, à cet égard, mieux partagés que la Mouillère ; ni que celle-ci mange d'autre viande et d'autre pain que la Vaîte ou la route de Baume.

Il y a entre tous ces quartiers voisins similitude de conditions hygiéniques, *si ce n'est que les eaux d'alimentation n'y sont pas les mêmes.*

* *

En effet, les groupes de la banlieue des Chaprais qui figurent sur notre carte teintés en jaune n'ayant été gratifiés par l'administration municipale d'aucune eau de source, ils en sont réduits à consommer l'eau de leurs citernes. Ils comprennent une population totale de 2,649 habitants.

La ville *extra muros*, les Chaprais renferment une population de 6,038 âmes, d'après le dernier recensement, et ils sont desservis en eau d'alimentation par les sources de Bregille et de Fontaine-Argent.

La source de Bregille sert à abreuver les rues de la Mouillère, de Beauregard, des Deux-Princesses, de la Cas-

---

(1) Cette partie est teintée en *rose* et en *bleu*.

sotte, de l'avenue de Fontaine-Argent, ainsi que la rue des Chaprais (le bas) et de la Liberté (le bas) [1].

La source de Fontaine-Argent se distribue aux rues de l'Eglise, du Pater, de Belfort, Charles Fourier, du Château-Rose, du Cercle, de la Rotonde, des Chaprais (le haut) et de la Liberté (le haut), de la Viotte et du Chasnot [2]. On peut évaluer à 3,500 au plus le nombre des personnes qui habitent la région desservie par les eaux de Fontaine-Argent, et où l'épidémie a exercé à peu près exclusivement ses ravages.

Cela établi, nous allons aborder l'examen des faits qui nous permettront peut-être de découvrir la provenance de l'infection.

Epidémie de 1888.

Voici quelques observations générales et particulières qui sont de nature, croyons-nous, à nous éclairer dans nos recherches.

En 1888, une épidémie — je ne dirai pas moins meurtrière, mais moins intense que celle d'aujourd'hui, — s'était étendue dans la partie des Chaprais qui est alimentée par les eaux de Fontaine-Argent; si bien que les médecins n'avaient pas hésité à incriminer ces eaux. Et ce qui confirmait l'accusation produite en premier lieu par le docteur Mercier — *cuique suum*, — et non déniée par les autres médecins exerçant dans la localité, c'est que la population depuis longtemps se plaignait :

1º Et de ce que l'eau de Fontaine-Argent se troublait et devenait impotable à la moindre averse ;

2º Et de ce qu'elle déposait dans les vases, en temps or-

---

(1) Partie teintée en *bleu*.
(2) Partie teintée en *rose*.

dinaire, un limon ou sédiment épais et visqueux qui ne disparaissait qu'au moyen d'un lavage énergique ;

3° Et de ce que dans l'ébullition il se formait, à la surface de cette eau, une espèce de mousse ou d'écume dénotant qu'elle devait tenir en suspension des impuretés et des matières organiques.

Quelques personnes même prétendaient qu'elle avait parfois une odeur nauséabonde, qu'elle était infecte, etc.

Bref, beaucoup d'habitants des Chaprais, partageant la manière de voir des médecins, avaient renoncé à l'usage d'une eau qu'ils considéraient comme insalubre.

La mairie de Besançon en fit bien faire, en 1888, l'analyse au laboratoire du docteur Chantemesse ; mais on assure qu'il n'y fut rien trouvé de mauvais....

L'épidémie que nous ne faisons que mentionner prit fin dans l'automne. Cependant, pendant l'hiver et au printemps de 1889, il nous fut donné d'observer quelques cas isolés de diarrhée suspecte ou de fièvre abdominale qui ont été comme la queue de l'épidémie précédente, et comme un trait d'union entre elle et l'épidémie qui lui a succédé. Car nous pourrions, non sans apparence de raison, attribuer ces cas à l'usage des eaux de Fontaine-Argent.

Le docteur Bodier nous en a signalé un rue de Belfort, 109. Le docteur Perron en a traité neuf, de décembre 1888 à mai 1889 (1).

Ces cas sporadiques se produisant dans un temps où l'état sanitaire de notre ville était on ne peut plus satisfaisant, ils sembleraient prouver que la partie des Chaprais qui boit l'eau de Fontaine-Argent est constamment sous une imminence d'infection typhique.

---

(1) Un, rue de Belfort (décembre 1888) ; quatre, rue Charles Fourier (février et mars 1889) ; un, rue du Cercle (avril) ; un, rue de Belfort, et un autre, rue de l'Eglise (mai).

Epidémie de 1889.

Nous en étions là quand, du 10 au 15 juin, nous sommes appelés coup sur coup auprès de nombreux malades. Et tous ces malades présentant des symptômes à peu près identiques, il fut visible qu'une épidémie nouvelle se déclarait. En moins de quinze jours, nous avions à soigner plusieurs centaines de fiévreux plus ou moins gravement atteints !

Et cette fois encore, tous les sujets pris de fièvre au début se trouvaient résider *exclusivement* dans la zone de distribution des eaux de Fontaine-Argent, depuis la rue de l'Eglise, par les rues du Pater, de Belfort, Charles Fourier, du Château-Rose, du Cercle, de la Rotonde, des Chaprais (le haut) et de la Liberté (le haut), jusqu'à l'extrémité de la rue du Chasnot, point *terminus* de la conduite de ces eaux.

Et, chose à remarquer, pendant que ni les groupes du voisinage, comme la Mouillère et la Cassotte, qui sont alimentés par la source de Bregille ; ni la Vaîte, les Cras et la route de Baume, qui ne consomment que de l'eau de citerne ; pendant que la ville *intra muros*, la Butte et Saint-Claude, qui se servent des eaux d'Arcier et d'Aglans ; pendant, dis-je, que tous les quartiers circonvoisins n'avaient pas plus de malades qu'à l'ordinaire, pendant qu'ils en avaient même moins, nous comptions trois, puis quatre cents fiévreux échelonnés dans la région que nous avons dite et où se distribuent les eaux de Fontaine-Argent ! Quatre cents malades pour une population de moins de quatre mille âmes !

Cette particularité venait admirablement corroborer les accusations qui avaient été portées, l'année précédente, contre la source de Fontaine-Argent.

Microbe, virus ou ferment, le poison pestilentiel paraissait bien résider dans l'eau d'alimentation.

Si quelqu'un nie cela, nous allons donner d'autres arguments qui pourront servir à le convaincre.

Agents de la Compagnie P.-L.-M.

A partir du 15 juin, les fiévreux vont se multipliant, et toujours sur le trajet des eaux suspectes, et pas ailleurs.

Ainsi, la Compagnie du chemin de fer P.-L.-M. occupe, tant à la gare de Besançon-Viotte qu'au dépôt des machines et à l'entretien de la voie, environ cinq cents hommes qui demeurent, les uns à Saint-Claude, les autres à Besançon et aux Chaprais.

Tous ces employés sont, à peu de chose près, dans les mêmes conditions de régime, d'habitation et de travail. Or, parmi les 200 agents qui ont leur résidence aux Chaprais, dans la partie alimentée par les eaux de Fontaine-Argent, nous comptons 25 malades atteints de fièvre épidémique ; tandis que parmi les 300 autres qui demeurent soit à Saint-Claude, soit à la Mouillère, soit à Besançon *intra muros*, nous n'en comptons en réalité qu'un seul.

Et, chose bien digne de remarque, la maladie a frappé les agents des services sédentaires, — ajusteurs et nettoyeurs, hommes d'équipe, facteurs ou commis, — et très exceptionnellement trois agents des services ambulants, — conducteurs, chauffeurs et mécaniciens, — lesquels vivent le plus souvent hors de chez eux.

De ce fait relatif aux employés du chemin de fer, il semble découler que la maladie ne saurait être attribuée à des influences professionnelles, mais bien à une cause toute spéciale à la localité où ils demeuraient.

— Qu'est-ce que cela prouve ?....

— Rien absolument ; mais cela donne quelque peu à réfléchir. C'est une grave présomption tout au moins.

Nous en allons voir d'autres confirmer celle-ci.

Enfants des écoles.

L'état sanitaire de nos différents groupes scolaires va nous fournir un autre sujet de comparaison non moins curieux et peut-être plus probant.

Les écoles communales des Chaprais, filles et garçons, sont pourvues de bornes-fontaines qu'alimente la source incriminée. Ces écoles, du reste, sont dans des conditions parfaites de salubrité, bien construites, édifiées sur une élévation, en bon air et en pleine lumière, éloignées de toute habitation.

Les écoles de Bregille et de Palente sont loin d'être aussi confortablement aménagées ; et celles des sœurs de la rue de la Cassotte semblent, sous tous les rapports, beaucoup moins bien installées ou conditionnées, comprises, comme elles le sont, dans un pâté de maisons, entourées de murs élevés et cachées derrière un rideau de grands arbres qui n'en favorisent pas l'aération.

Pourtant, pendant que nos écoles communales des Chaprais se vidaient par suite d'infection, à ce point que l'autorité académique fut obligée d'en prescrire la fermeture, celles des sœurs, celles de Bregille et de Palente, etc., auxquelles on distribue des eaux salubres, ne comptaient pas un enfant malade [1] !

Ce fait ne prouve pas que les eaux de Fontaine-Argent

---

[1] Quand on a fermé nos écoles, sur 300 élèves, celle des garçons comptait 48 enfants atteints de fièvre, et 60 absents par désertion.

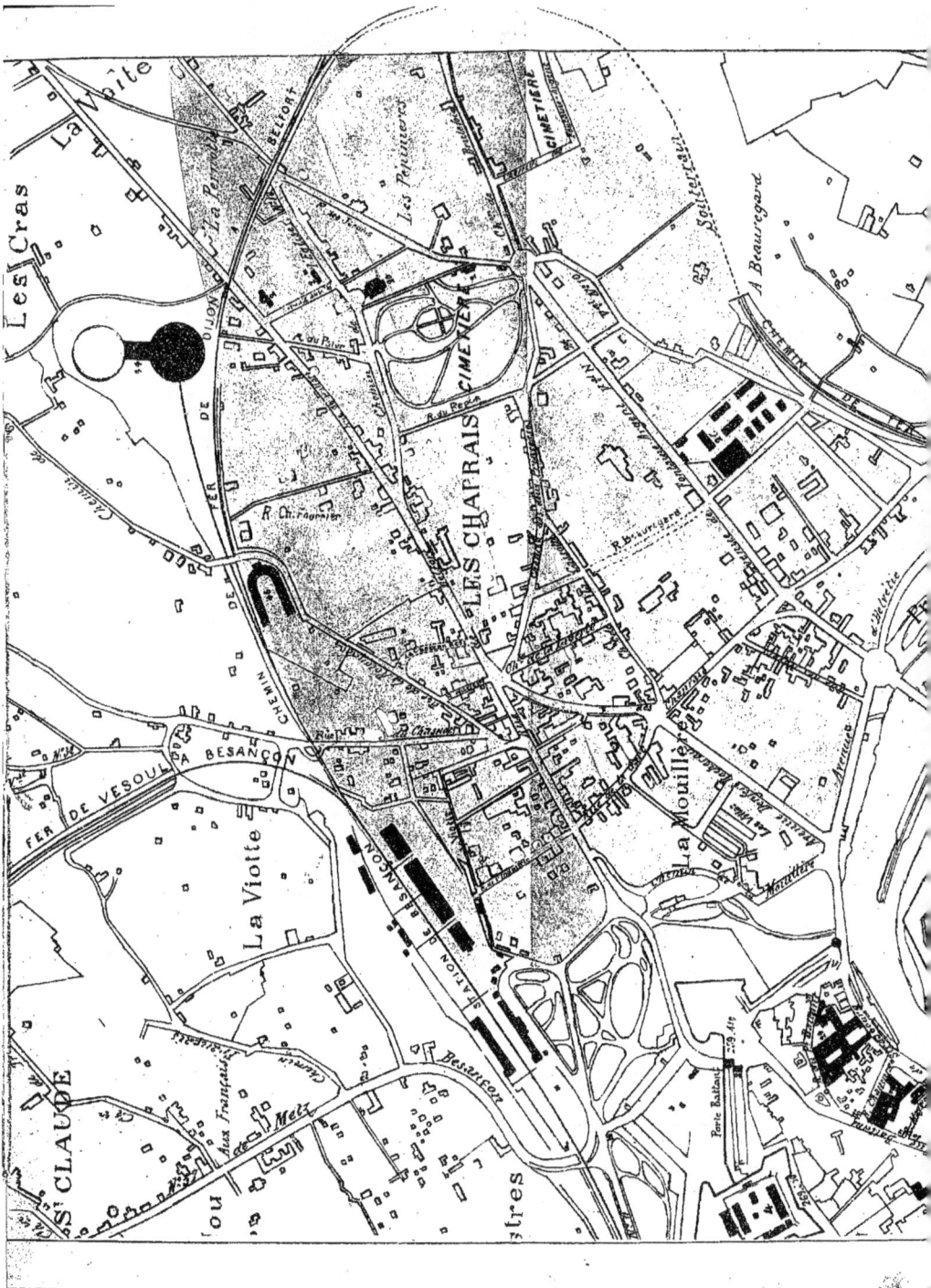

ont été la cause de tout le mal ; mais il ne vient pas non plus à l'appui de leur innocuité.

C'est évident !

Maisons épargnées par le fléau.

Voici qui paraîtra encore plus concluant, nous dirions même plus probant, si quelque chose pouvait l'être en médecine.

Toutes les maisons des rues de l'Eglise, de Belfort, etc., situées dans la zone contaminée, qui ne font usage que d'une eau de citerne, n'ont pas souffert du mal épidémique. Nous allons en citer un certain nombre (1).

Rue de l'Eglise, les maisons Koller, Charlet, Pluche, Voirin, Chapuis, Pierre Fleuret et le presbytère, qui ont d'anciennes et bonnes citernes et qui s'en servent, n'ont pas eu de malades. Par contre, l'infection a fait de nombreuses victimes dans les maisons Duchaillut, Charpaux, Rouillot, François Fleuret, qui sont obligées de recourir à l'eau des bornes-fontaines (2).

De même rue de Belfort, les maisons Sauget, Marchal, Gervais, Lardier, Jenny, etc., ont été complètement indemnes, pour la même raison sans doute ; alors que la plupart des maisons voisines, non moins bien tenues, ont été rudement éprouvées.

Même observation pour la rue Charles Fourier, où les maisons Fyat et Gâtelet étaient épargnées, pendant que les maisons Savoye et Farey étaient infectées de bas en haut.

---

(1) Nous avons teinté de *jaune* toutes les maisons qui, à notre connaissance, ne consomment que l'eau de leurs citernes et qui n'ont pas eu de malades. (Voir le plan.)

(2) Fr. Fleuret avait transformé ses deux citernes en caves qu'il utilisait pour son commerce.

A cet égard, la police locale aurait peut-être pu se livrer à une enquête fort intéressante. Elle aurait marqué, par exemple, à l'encre rouge toutes les anciennes maisons qui ont conservé leurs citernes et qui les utilisent pour une cause quelconque, soit parce qu'on y avait pris en dégoût l'eau de la ville, soit parce qu'on est très éloigné des bornes-fontaines ; puis elle aurait indiqué à l'encre bleue toutes les maisons dont les habitants sont obligés d'aller chercher leur eau aux fontaines publiques, ou qui sont desservies directement par un abonnement. Et l'enquête ainsi menée aurait fait voir si vraiment l'usage des eaux de Fontaine-Argent était pour quelque chose dans la production de l'épidémie.

Mais ce n'était pas là ce qui préoccupait le plus la municipalité bisontine.

L'enquête à laquelle la police s'est livrée avait surtout pour but de vérifier ou de contrôler les assertions des mécins des Chaprais, dont on suspectait la sincérité. On ne pouvait pas croire qu'une maladie se fût aussi soudainement déclarée et d'une manière aussi générale. On ne pouvait pas le croire !

L'enquête dont nous parlons, poursuivie en dehors de nous, devait avoir des résultats tout à fait amusants, comme on va voir.

Deux agents de la mairie se présentent pour enquêter chez un israélite, propriétaire d'une belle maison neuve, rue de Belfort. Notez que la servante de ce propriétaire, atteinte de fièvre, venait d'être renvoyée dans son village chez ses parents, où elle est morte peu après ; que son garçon d'écurie avait été le jour même expédié à l'hôpital ; que ses deux filles étaient atteintes de la fièvre muqueuse et en traitement ; que plusieurs de ses locataires étaient aussi malades de la même fièvre. Nos agents, sans préambule, demandent s'il y avait des malades dans la maison. A cette question, l'enfant d'Israël, qui entend bien ne pas entacher la salubrité de son immeuble, répond carrément *non !*.... Et les deux enquêteurs, satisfaits, portent zéro sur leur état. De telle sorte que leurs résultats statistiques ne se rapportaient pas du tout aux déclarations des médecins de la localité.

On comprend qu'en effet des propriétaires soucieux de leurs intérêts ne tiennent guère à déclarer que leur immeuble est un foyer d'infection. Dame ! ses intérêts avant tout ! Et ils n'ont pas en général les mêmes scrupules qu'un médecin et ne sont pas mus par les mêmes sentiments. Voilà pourquoi l'enquête municipale a échoué misérablement.

Au risque de froisser quelques intérêts particuliers ou d'être désagréables à quelques clients, nous avions à cœur, nous, de fournir à l'administration les renseignements qu'elle nous demandait. Nous avons donc ri du procédé maladroit employé pour contrôler nos dires, et sans avoir égard à ce qu'il avait de blessant, nous nous sommes efforcés de tenir la mairie au courant de la vraie situation.

Un médecin se doit d'être au-dessus d'une susceptibilité mesquine.

Il serait difficile pourtant, sans l'hypothèse d'une intoxication par les eaux potables, de donner une explication tant soit peu satisfaisante des curieuses divergences que nous avons observées d'une maison à l'autre. Car enfin tous les immeubles sont à peu de chose près dans une situation équivalente, sauf de très rares exceptions.

Ainsi, rue de l'Eglise, on n'a pas signalé un seul cas de maladie dans la maison de Pierre Fleuret, qui est attenante à celle de son frère François. Ces deux longues maisons, habitées par de nombreux locataires, sont de la même époque, construites sur le même modèle, orientées de

même. Mais Pierre Fleuret a conservé deux grandes citernes, qui suffisent à tous les ménages de ses locataires.
Chez François Fleuret, au contraire, il y a eu sept ou huit
malades et deux décès. Mais il est juste d'observer que ce
propriétaire avait abonné tout son monde aux eaux de la
ville, afin de pouvoir transformer ses citernes en caves
dont il avait besoin pour son commerce.

Dans la rue du Chasnot, la maison Simon — n° 18 —
comprend vingt-cinq locataires, dont quinze enfants. Elle
est pourvue d'une bonne citerne. On n'y a pas eu de malades. Dans la maison Robin — n° 19 — située en face de
celle-là et qui comptait vingt habitants, on a noté six cas
de fièvre.

Les enfants de ces deux maisons jouent continuellement
les uns avec les autres. Et malgré ces relations continuelles,
il n'y a pas eu transmission de maladie d'un immeuble à
l'autre.

La rue de la Liberté nous a présenté un fait non moins
remarquable.

Le bas de cette rue, comme nous l'avons dit, est desservi
par l'eau de Bregille. L'infection ne s'y est pas du tout fait
sentir ; tandis que dans la partie du haut, alimentée par
l'eau de Fontaine-Argent, les malades ont été extrêmement
nombreux.

Du reste, ce quartier est habité par une population tout à
fait pauvre, qui s'y entasse dans des maisons à triple étage.

On a noté qu'une de ces maisons, contiguë à celles où les
fiévreux abondaient, avait été exceptionnellement exempte
d'infection. C'est que le propriétaire, M. Grosperrin, pro-
fitant de ce que la boulangerie coopérative, située tout à
côté de son immeuble, prenait un abonnement aux eaux
de Bregille, avait fait amener ces eaux dans sa cour, pour
lui et pour ses locataires.

Ne dirait-on pas un roman, tant les faits sont patents et démonstratifs ? On les croirait imaginés et arrangés pour les besoins de la cause !

Médecine d'observation.

— On n'est sûr de rien, direz-vous. On a beau accumuler les vraisemblances, on n'obtient jamais la certitude....

— Nous savions cela.

Nous avions pourtant sous les yeux une série de présomptions graves, des circonstances accablantes qui semblaient démontrer que les eaux de Fontaine-Argent avaient été la cause productrice, la cause unique de l'épidémie des Chaprais. Pouvions-nous, devant des données aussi certaines, attendre une démonstration plus complète pour nous prononcer sur les qualités de ces eaux ? Devions-nous attendre qu'un examen micrographique y eût décelé la présence du bacille ?....

Nous ne l'avons pas pensé.

Jusqu'ici la micrographie n'est guère entrée dans le domaine pratique. Quand elle est mise en jeu dans des accidents analogues à celui que nous relatons, le mal est fait....

Nous n'avions d'ailleurs sous la main aucun savant exercé aux recherches bactériologiques, *rara avis !....* Nous nous en sommes passés.

Toute réflexion faite, quel profit en aurions-nous tiré ?.... Car enfin les notions de chimie organique ou d'histoire naturelle importent très peu à la thérapeutique. Elles jouent un rôle très insignifiant au lit des malades, convenons-en.

Que nous eût servi, au point de vue du traitement, de savoir que c'était un microbe, un virus, un ferment qui était l'auteur du mal ?....

La foi scientifique est une excellente chose. Mais encore

convient-il qu'elle ne soit pas poussée trop loin, ni surtout dans une fausse direction. En médecine, l'art et la science sont deux.

.L'esprit géométrique introduit dans l'art de guérir risquerait de le fausser et même de le paralyser tout à fait. Car ce sont justement les incertitudes professionnelles qui font les bons observateurs.

Quoi qu'il en soit, l'agent toxique dont nous avions à combattre les ravages a donné lieu, chez nos malades, à une série de phénomènes un peu différents de la symptomatologie classique de la fièvre typhoïde.

Presque tous avaient au début des vomissements et une tendance à la diarrhée qui se conservait jusqu'à la terminaison. Leur langue était chargée d'un enduit très épais. Rarement le ventre a été ballonné, et l'état comateux a été exceptionnel.

Ils accusaient de vives douleurs à la nuque et dans la continuité des membres inférieurs, et ils éprouvaient une agitation fort pénible. On pouvait difficilement les maintenir au lit.

Chez beaucoup nous avons observé des maux de gorge à marche lente ; des granulations ou des ulcérations au voile du palais ; une rougeur diffuse avec de fausses membranes qui présentaient un aspect scarlatineux.

La mortalité n'a pas dépassé huit pour cent.

Conclusion.

On ne peut pas attribuer cette maladie à l'insalubrité ni au mauvais état des quartiers contaminés, qui ne sont pas, comme nous l'avons dit, dans des conditions pires ou autres que les quartiers avoisinants où la maladie n'a pas été observée.

On ne peut pas l'attribuer non plus à des conditions d'encombrement, de mauvais régime, de travail excessif, etc., puisqu'elle frappait indistinctement les riches et les pauvres, aussi bien le désœuvré que le travailleur, aussi bien l'artisan que le rentier.

Nous n'avons, dans cette épidémie, ni mes confrères ni moi, observé aucun cas de contagion directe. Et la chose aurait été facile, puisque de nombreux enfants de nos écoles ont été traités chez leurs parents, dont le domicile n'était pas dans la partie des Chaprais alimentée par les eaux de Fontaine-Argent. La contagion n'a joué ici aucun rôle.

On a accusé les émanations de l'égout pratiqué dans nos deux principales artères. Mais, outre que les émanations ne pouvaient guère étendre leur influence aux rues du Chasnot, de la Viotte et de la Rotonde, encore moins à la rue de l'Eglise, elles auraient dû répandre l'infection dans toute l'étendue de la rue des Chaprais, où notre égout passe aussi bien avec toutes les impuretés qu'il charrie.

On a accusé aussi la proximité du grand cimetière de la ville. Mais, dans cette supposition, ce sont les rues qui avoisinent le cimetière, comme l'avenue de Fontaine-Argent, la rue de Beauregard, la rue des Deux-Princesses et la rue des Jardins, qui auraient été éprouvées. Or, dans ces rues-là, il n'y a pas eu de malades.

Enfin des médecins ont encore mis en avant le mauvais état des latrines de quelques maisons. Mais cette cause d'infection ne peut être invoquée que pour des cas tout particuliers. Les accidents produits par les émanations d'une fosse d'aisances ne sauraient se transmettre que par contagion et de proche en proche. Or, les faits morbides ont éclaté en masse et simultanément, sur des points très éloignés les uns des autres ; et toute idée de contagion doit être écartée.

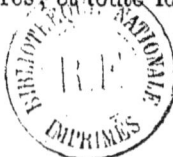

Notre conclusion a donc été celle-ci : LA FIÈVRE TYPHOIDE QUI A RÉGNÉ AUX CHAPRAIS EN 1888 ET EN 1889 EST UNE VÉRITABLE INFECTION, POUR NE PAS DIRE UNE INTOXICATION, PRODUITE PAR L'EAU DE FONTAINE-ARGENT.

———————

La lecture du rapport qui précède avait lieu le 12 juillet 1889. Ce n'est que deux mois après — le 11 septembre — que la mairie de Besançon reçut du ministère de l'intérieur le document suivant :

RÉPUBLIQUE FRANÇAISE.

MINISTÈRE DE L'INTÉRIEUR. — DIRECTION DE L'ASSISTANCE PUBLIQUE.

5ᵉ *bureau.* — *Hygiène publique.* — *Doubs (Besançon).*
Fièvre typhoïde.

Paris le 10 septembre 1889.

MONSIEUR LE PRÉFET,

Vous m'avez transmis, avec deux rapports de MM. les docteurs Mercier et Cornet, les renseignements qui vous ont été adressés par M. le maire de Besançon au sujet de l'épidémie de fièvre typhoïde qui a sévi aux Chaprais, banlieue de cette ville.

J'ai donné communication de ces documents au comité consultatif d'hygiène publique de France. En même temps, M. le docteur Pouchet, professeur agrégé de la Faculté de médecine, qui avait été chargé de faire des recherches bactériologiques sur les eaux d'alimentation de la ville de Besançon, a fait connaître au comité qu'il avait trouvé le bacille de la fièvre typhoïde dans l'eau de Fontaine-Argent qui a servi à l'alimentation du quartier atteint par la maladie.

Dans ces conditions, le comité a pensé que l'étude de cette épidémie présenterait un réel intérêt au point de vue de l'étiologie de la fièvre typhoïde, et il a chargé M. le docteur Pouchet de lui présenter un rapport sur le résultat de ses recherches.

Le Ministre de l'intérieur.

Pour le ministre et par autorisation :

Le Directeur de l'Assistance et de l'Hygiène publique, Signé : MONOD.

Disons, du reste, que l'administration municipale de Besançon, éclairée enfin par l'évidence des faits observés, n'avait pas attendu les résultats des nouvelles recherches bactériologiques poursuivies à Paris pour supprimer la distribution de l'eau de Fontaine-Argent dans la banlieue. Et elle fit bien; car depuis lors, l'endémie typhoïde qui sévissait aux Chaprais n'y a plus reparu.

N'est-ce pas la meilleure démonstration de la thèse que nous soutenions depuis si longtemps ?

15 septembre 1890.

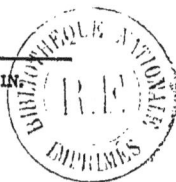

BESANÇON. — IMPR. ET STÉR. PAUL JACQUIN.